AF476231

GUIDE MÉDICAL

AUX

EAUX THERMALES

DE

BRIDES-LES-BAINS

(SAVOIE)

PAR

LE DOCTEUR JACQUEMOUD

EX-DÉPUTÉ AU PARLEMENT DE TURIN,
MEMBRE DE PLUSIEURS SOCIÉTÉS MÉDICALES, ETC., ETC.

MOUTIERS,

IMPRIMERIE DE CHARLES DUCREY.

M DCCC LXVI.

GUIDE MÉDICAL

AUX EAUX THERMALES

DE

BRIDES-LES-BAINS.

(SAVOIE)

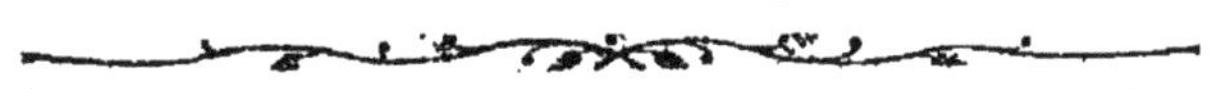

Topographie. — Origine.

Brides-les-Bains est un joli village, de création récente, situé dans un vallon des Alpes de la Savoie, à 5 kilomètres de la ville de Moûtiers, chef-lieu de Sous-Préfecture, siége d'un Evêché et d'un Tribunal de première instance. Son établissement thermal se trouve placé dans un riant bassin, encadré de hautes et belles montagnes couronnées de glaciers. La vallée déroule d'un côté son riche tapis de vignes et, en face, son rideau de prairies et de bois d'une vigoureuse végétation. Au milieu et au bas, dans un gracieux berceau de verdure, l'Etablissement est assis sur la rive gauche du torrent Doron, qui parcourt le bassin dans toute sa longueur. Ce beau vignoble, qui s'étale au pied de ces majestueuses sommités, et dont le fruit arrive régulièrement à une maturité parfaite, dit assez par lui-même les faveurs d'exception dont la nature a gratifié ce point des Alpes. Rien de plus heureux que cette position ; c'est la halte bien-aimée des baigneurs et des touristes. La reconnaissance y a toujours ramené ceux qui l'ont une fois visitée.

Les Eaux minéro-thermales de Brides-les-Bains ont été connues des Romains, comme l'attestent plusieurs documents historiques que nous possédons. Dès les temps les plus reculés, et bien avant que ces Eaux fussent recueillies et aménagées comme elles le sont aujourd'hui, le village où jaillit cette source bienfaisante, s'appelait *Les-Bains*. Restées longtemps ensevelies à la suite d'évolutions géologiques, et mises de nouveau à découvert en 1818 par un accident de terrain, ces Eaux ont de prime abord acquis une réelle notoriété, et n'ont dès lors jamais cessé d'être fréquentées par des baigneurs venus de France, d'Italie, de Suisse et de tous les points de la Savoie. Tout récemment devenue propriétaire de ce bel établissement, la ville de Moûtiers, pour répondre à ce que réclamaient l'importance et la réputation chaque jour croissante d'un si précieux agent hydro-minéral, vient d'y introduire des améliorations fondamentales de tous genres. Pleine d'une légitime confiance dans l'avenir de ces thermes, elle se fera un devoir d'apporter à l'établissement les modifications que pourront successivement exiger les besoins, le bien-être et l'agrément des baigneurs.

Condition climatérique.

La beauté du paysage, le pittoresque des sites, le charme des promenades et des excursions alpestres, la vivifiante pureté de l'air, la température délicieuse et presque toujours égale dont on y jouit pendant la saison d'été, sont autant d'éléments coopérateurs qui tendent, chacun dans sa spécialité, à compléter l'action thermo-médicale et à assurer la guérison des maladies. Les infirmités même incurables de leur nature reçoivent autant de soulagement du séjour de Brides-les-Bains que de l'emploi de ses Eaux minérales.

Jusqu'ici, les poitrines délicates et irritables n'ont eu qu'à se louer de l'exceptionnelle salubrité de cette atmosphère. Bien que Brides-les-Bains soit situé au pied de hautes montagnes, la disposition du site est telle, que les brouillards et les vapeurs humides y sont à peu près aussi inconnus que les grands courants d'air et les brusques variations de température. Nos poitrinaires et nos convalescents recherchent de préférence ce milieu atmosphérique. C'est peut-être à la nature privilégiée de son climat que Brides-les-Bains doit de n'avoir jamais été visité par le choléra, ni même inquiété par aucune influence endémique. Il est un fait constant que, dès les premiers jours de leur arrivée, un surcroît de vie et de force digestive fait reconnaître au baigneur et à l'excursionniste le double bienfait de ces Eaux et de ce climat. — L'élévation du sol au dessus du niveau de la mer est de 560 mètres. — La température moyenne varie entre le 16me et le 18me degré Réaumur ; elle descend rarement pendant l'époque thermale au dessous du 12me degré ; son élévation au dessus du 21me est tout à fait exceptionnelle.

Propriétés physiques des Eaux.

Cette Eau thermale est limpide ; elle exhale une légère odeur d'hydrogène sulfuré ; la saveur a quelque chose de salin et d'aigrelet. On s'habitue vite à la boire. L'estomac la supporte facilement. — Température : 30° Réaum. Cette thermalité ne varie jamais.

PRINCIPES MINÉRALISATEURS :

Gaz acide carbonique libre. —Gaz acide carbonique combiné. — Gaz sulphydrique. — Chlorures de sodium et de magnésie. — Carbonates de chaux et de protoxyde de fer. — Sulfates de chaux, de soude et de magnésie. — Arséniates de fer et de chaux. — Silice. Matière organique.

Cinq chimistes distingués, Français et Italiens, ont fait à différentes époques l'analyse de ces Eaux ; leurs opérations sont arrivées à un résultat identique pour la nature et le nombre des principaux éléments chimiques. La divergence, peu notable du reste, n'a porté que sur les proportions. L'Académie Impériale de médecine de Paris, tout en confirmant pleinement ces résultats, a de plus, par l'analyse à laquelle elle a soumis les Eaux de Brides en 1862, constaté la présence de l'iode et de plusieurs phosphates.

Organisation de l'Etablissement.

L'affluence des baigneurs, augmentant d'année en année, avait rendu insuffisant l'Etablissement primitif de 1818. Le second établissement, élevé en 1848 dans les proportions d'une élégante architecture, vient encore d'être restauré et transformé dans ses différentes parties.

Aujourd'hui, soumis à une nouvelle organisation, l'Etablissement de Brides-les-Bains, outre les pièces et les cabinets affectés à l'usage thermo-médical, comprend, soit dans son principal corps de bâtiment, soit dans un joli pavillon construit à proximité, un grand nombre de chambres de location, garnies, pour la commodité des baigneurs. Ameublement, linge, literie, service, etc. tout a été renouvelé de manière à satisfaire largement aux plus difficiles exigences, dans des conditions diverses. Prix variés. Voir le tarif.

A deux pas de l'Etablissement se trouvent une pension et un restaurant, qui joignent les bonnes conditions du service et de l'alimentation à la modération du prix. En donnant ses soins à la création de cette pension et de ce restaurant, et en les retenant sous sa surveillance particulière, l'Administration a eu en vue, avant toutes choses, l'intérêt, la facilité, le confort et même la liberté des baigneurs.

En outre, des appartements, des pensions et des restaurants particuliers ont été créés sur différents points de Brides-les-Bains et peuvent aujourd'hui suffire au concours et au choix des étrangers.

Il existe dans l'intérieur même de l'Etablissement thermal un casino avec tous ses accessoires : Piano. — Billard. — Jeux d'agrément. —

Bibliothèque. — Choix de lectures pour les enfants. — Revues scientifiques et littéraires. — Journaux français, italiens, suisses, etc. — Bal le dimanche dans les salons du cercle. — Concerts. — Tir. — Appareils de gymnastique, etc.. Voir le tarif d'abonnement.

Les baigneurs trouveront à Brides-les-Bains des voitures, des chevaux, mulets et ânes pour promenades et excursions. — Tarif particulier.

Emploi des Eaux.

Les Eaux de Brides s'administrent en boisson, en bain, en douche externe à température élevée, en douche interne ou ascendante, en bain d'étuve, en injection, lotion, fomentation.

Des piscines, pour les baigneurs qui veulent employer ce mode d'immersion, sont établies au pavillon de la source thermale.

Un bon service médical est assuré.

Les baigneurs, ceux-là notamment qui usent des Eaux pour la première fois, feront bien de consulter un des médecins de l'Etablissement. Il y a dans la médication thermale, soit pour la boisson, soit pour le bain et la douche intérieure, des précautions à prendre, des contr'indications à observer, une marche rationnelle à suivre, si l'on veut que cette merveilleuse thérapeutique produise les salutaires effets qu'on est venu lui demander.

Propriétés curatives.

MALADIES DANS LESQUELLES LES EAUX DE BRIDES SONT INDIQUÉES.

L'action générale de ces Eaux sur l'économie animale est tonique et modérément excitante. Leur action directe et locale par l'ingestion est purgative et diurétique. Ces Eaux constituent ainsi un précieux agent de dérivation sur les intestins et sur l'appareil urinaire ; moyen qui peut être utilisé dans une foule de maladies. Par leur vertu dépurative et par l'excitation substitutive momentanée qu'elles déterminent dans le tissu vivant, elles produisent passagèrement une nouvelle condition organopathique, stimulent la paresse de la circulation veineuse abdominale, et amènent presque infailliblement la résolution des obstructions indolentes et des phlegmasies chroniques diverses, qui affectent le système ganglionnaire et les organes sous-thorachiques.

Des succès constants ont, dans le laps de quarante-sept ans, confirmé leur action fondante sur les parenchymes engorgés et leur efficacité dans les affections invétérées des viscères de l'abdomen, qui font parfois le désespoir de la médecine la plus rationnelle, telles que la gastrite, l'entérite, l'hépatite, la splénite, la cystite, la métrite ancienne, etc. — Elles conviennent dans l'aménorrhée, la dysménorrhée, la leucorrhée; soit que ces affections procèdent d'une phlegmasie locale chronique, soit qu'elles aient pour cause principale une atonie ou un vice dans l'innervation. L'indication en est évidente dans la chlorose, l'anémie, la cachexie, la scrofule, le rachitisme.

En agissant par le bain directement sur la peau, les Eaux guérissent ou améliorent les dermatoses, les affections cutanées si variées, soit qu'elles dérivent d'un état diathésique, cas le plus fréquent, soit qu'elles accusent pour cause une lésion purement tégumentaire ; les dartres humides, les jetées eczémateuses et impétigineuses ; les dartres sèches, psoriasis, pityriasis; — les tumeurs blanches, hydarthroses, ulcères atoniques ; — les paralysies et toutes les affections qui se rattachent au principe rhumatismal. — Quelques guérisons de vieilles diathèses tirant leur origine de la syphilis, ont même été obtenues aux Eaux de Brides-les-Bains.

— Dans toutes ces conditions pathologiques, l'usage des Eaux à l'intérieur en secondera puissamment l'emploi balnéaire.

Observations médicales particulières.

Il est bon nombre de personnes qui, sans être atteintes, d'une réelle lésion viscérale, d'une organopathie proprement dite, se trouvent, constamment ou à des époques périodiques, dans un état maladif, valétudinaire, souffreteux ; ce sont les gens de cabinet, les hommes d'étude, ceux dont l'esprit est assujetti à un tension continue en quoi que ce soit ; les personnes affaiblies par des excès de travail ou de jouissance ; celles chez qui de grandes commotions morales ont altéré les sources de la vie ; celles qui mènent une existence sédentaire, surtout si cette existence uniforme et monotone reste plongée dans une lourde atmosphère ; les individus dont le tempérament tourne au développement adipeux, à la pléthore et, par suite, à l'atonie ; ceux à qui la suppression du flux ou du bourlet hémorrhoïdal cause de fréquentes indispositions ; les femmes incommodées par la plénitude qu'apporte le retour de l'âge ; les sujets qu'affectent l'hypocondrie, le spleen, l'hystérie, et ces névroses multiformes qui tourmentent la vie humaine, et dont plus d'une fois la cause première, la nature et le siége réel restent inconnus. A tous ces demi-malades les Eaux de Brides conviennent aussi spécialement. — Les personnes qui relèvent de maladie et chez lesquelles la convalescence se fait attendre indéfiniment, trouvent en général un heureux complément dans quelques verres d'eau thermale, mais surtout dans le bain et le séjour de Brides.

La plupart des sujets à santé vacillante dont il vient d'être parlé, éprouvent un labeur particulier et des troubles fréquents dans leurs fonctions digestives, et sont dans un état dyspeptique à peu près continuel. Là se rencontre, avec plus ou moins d'intensité, toute la série des symptômes et incidents qui se lient à cette condition quasi-pathologique : Inappétence, constipation, alternant parfois avec le relâchement, flatulence, gonflement de l'abdomen après le repas, sentiment de plénitude ou de pesanteur stomacale, éructations, retour d'aigreurs saburrales, douleur parfois et chaleur à l'épigastre, lourdeur de tête, étourdissement, lassitude générale après l'ingestion des aliments. Chez plus d'une personne, les phénomènes décrits sont accompagnés d'un ennui indéfinissable, d'un dégoût pour toutes choses, et quelquefois même d'un véritable *tædium vitæ*. Dans ces perturbations des fonctions digestives, dont les nuances varient suivant la nature du sujet, les Eaux prises en boisson et en bain, et aidées dans leur vertu médicatrice par l'influence vivifiante du climat de Brides, apportent constamment, au bout de quelques jours, des améliorations inattendues. Le travail de la digestion se régularise promptement ; un appétit normal, chaque jour plus accusé, s'établit ; le moral est bientôt relevé ; et, à cet affaissement général, ordinairement lié à un dérangement dans les voies gastro-intestinales, succède, contre toute attente, le vif sentiment d'une existence régénérée. Aussi, est-il rare que les personnes affligées des malaises ci-dessus indiqués, et qui ont déjà fait usage des Eaux de Brides-les-Bains, ne reviennent pas leur demander le retour ou la continuation du bien-être qu'elles y ont trouvé une première fois. La Nymphe de Brides a toujours eu des fidèles d'affection.

Quant au tempérament lymphatique, bien qu'il ne constitue pas une maladie, il ne crée pas moins pour cela, notamment chez les jeunes sujets de l'un et de l'autre sexe, une prédisposition, une tendance prononcée à recevoir facilement l'atteinte de mille causes morbifiques, qui déterminent tantôt des engorgements dans les viscères, tantôt des phlogoses lentes dans les muqueuses. Nulle part mieux qu'à Brides-les-Bains, les personnes qui ont une telle constitution physique, ne trouveront les moyens de donner aux systèmes nerveux, vasculaire et musculaire un ton de vitalité propre à réagir contre l'action des causes débilitantes ou irritantes, qui ont tant de prise sur ces organisations délicates.

Administrées en bains et en boisson à dose altérante et tonique, prudemment fractionnée, les Eaux ont pour effet, dans ces tempéraments lymphatiques, d'augmenter sans secousse l'activité des vaisseaux absorbants et le jeu des sécrétions; et, tout en raffermissant les tissus, elles modifient heureusement la nature du sang et des diverses humeurs.

Itinéraire.

Des divers points de France, d'Italie et de Suisse, on arrive par les chemins de fer à Chamousset, station du Victor-Emmanuel, près de Chambéry, (Savoie).

De Chamousset, on se rend à Brides-les-Bains par une belle route impériale très-fréquentée, en passant par les villes d'Albertville et de Moûtiers. L'arrivée de la locomotive à Chamousset est toujours en correspondance avec les voitures qui se dirigent sur Moûtiers et sur Brides. Point de retard, ni pour l'aller ni pour le retour. — Trajet de six heures.

Pour retenir d'avance des chambres dans l'Etablissement, et pour toute autre communication, s'adresser directement à M. le Directeur de l'Etablissement thermal de Brides-les-Bains (Savoie).

A peu de distance de Brides, et tout près de Moûtiers, est situé l'Etablissement des Eaux thermales de Salins, dont le renom va grandissant chaque année. — Température 37° centigrades.

A raison de leur composition chimique, et surtout de leur riche minéralisation en hydro-chlorate de soude, ces Eaux salées, uniques dans leur genre, sont de véritables bains de mer à haute température ; elles concourent énergiquement, dans le traitement de plusieurs maladies, avec les Eaux de Brides, auxquelles une nouvelle route départementale, actuellement en construction, les reliera prochainement.

Tarif.

Pension attachée à l'Etablissement, par jour. —	6 50
Abonnement au Cercle pour la saison (homme) —	10 00
Idem. (Dame) —	5 00

Réduction d'un quart pour les familles de 3 personnes, et d'un tiers pour celles qui dépassent ce nombre.

Admission gratuite des enfants au-dessous de 10 ans, qui accompagnent leurs parents.

Le prix de location pour chaque chambre varie de 60 cent. à 2 francs.

Prix balnéaires.

Bain en baignoire et piscine, — avec linge —	1 25
Petite piscine arrêtée pour une seule personne, id. —	1 50
Bain à vapeur, linge compris. — — —	1 50
Douche à frictions, id. — — —	1 50
Douche ascendante, sans appareil. — —	0 50
Idem. avec appareil. — —	1 00
Portage pour les personnes logées dans l'Etablissement.	0 30
— logées hors de l'Etablissement.	0 50

Le linge pour bains extra-réglementaire est compté à part.

Abonnement à la boisson pour la saison. — —	6 00

Réduction d'un quart pour les familles de 3 personnes, et d'un tiers pour celles qui dépassent ce nombre.

Exportation, pour chaque bouteille, verre compris. —	0 45

www.ingramcontent.com/pod-product-compliance
Ingram Content Group UK Ltd.
Pitfield, Milton Keynes, MK11 3LW, UK
UKHW020459220726
13923UKWH00006B/2648

9 782019 986803